AF462223

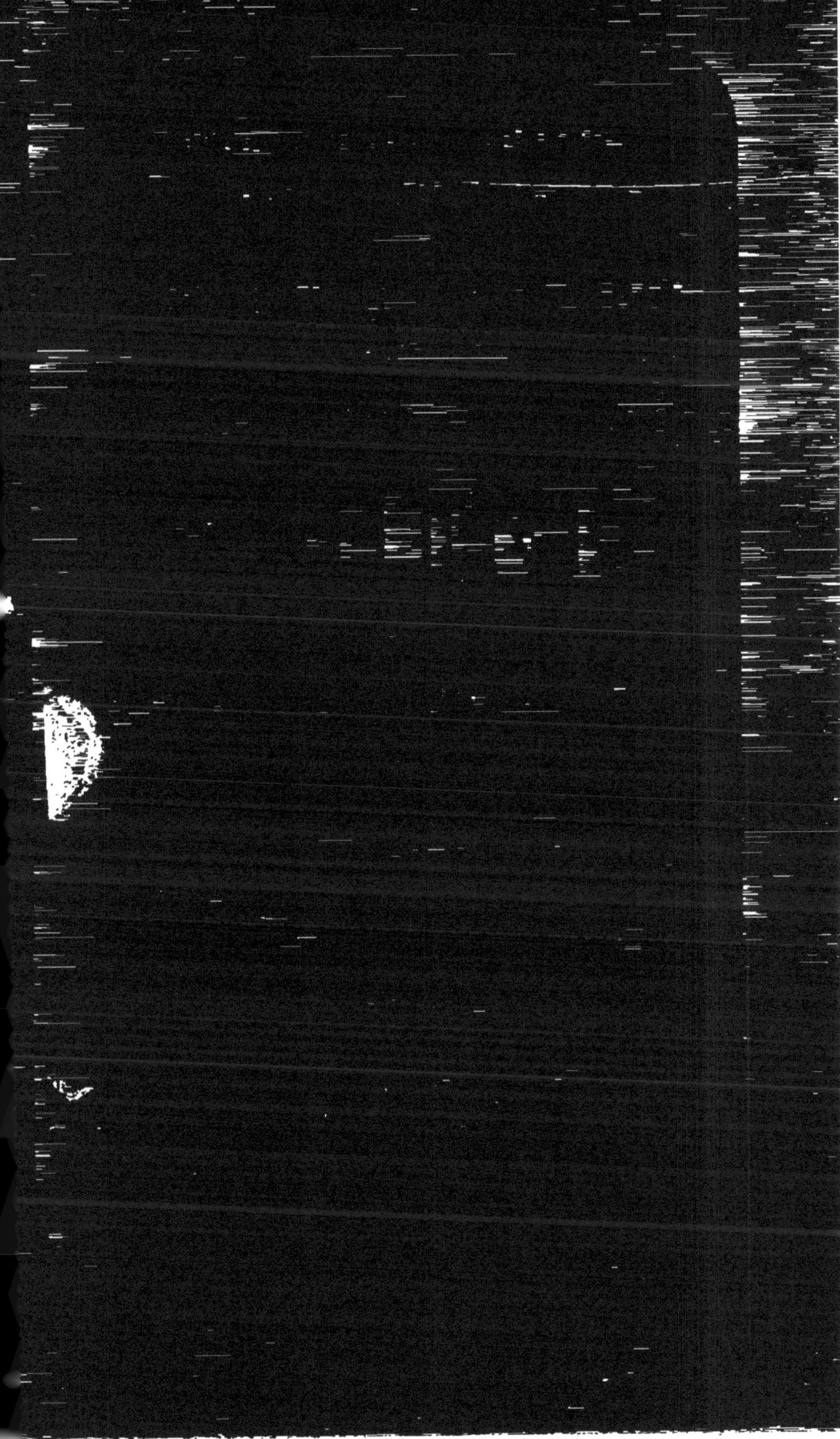

ASSOCIATION POLYTECHNIQUE

Section de Chaumont (Haute-Marne).

CONFÉRENCES POPULAIRES

FAITES A L'HOTEL-DE-VILLE.

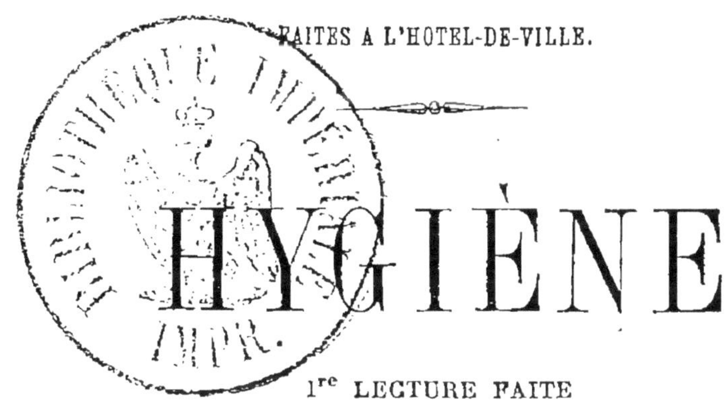

HYGIÈNE

1re LECTURE FAITE

Par le Docteur **CHATELAIN**

Membre de l'Association polytechnique.

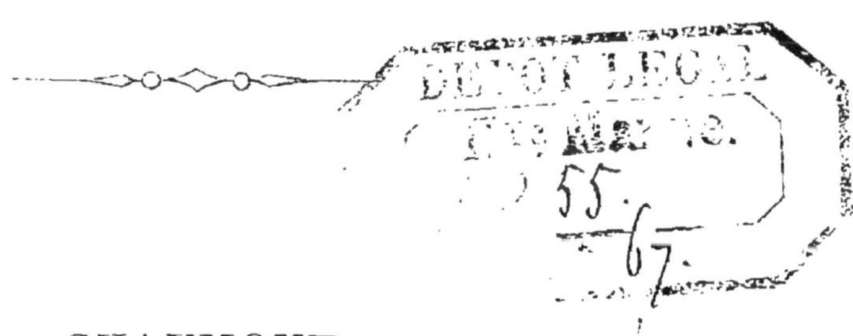

CHAUMONT

IMPRIMERIE DE CHARLES CAVANIOL

1867

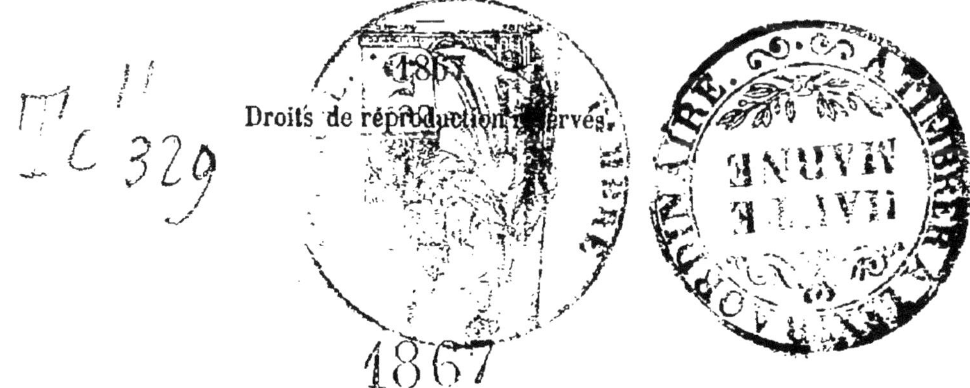

STATUTS

DE L'ASSOCIATION POLYTECHNIQUE

SECTION DE CHAUMONT (HAUTE-MARNE).

CHAPITRE Ier.

Objet de l'Association.

ART. 1er.

L'Association polytechnique de Chaumont, fondée sur les principes de l'Association polytechnique de Paris, et en correspondance avec elle, a pour but de donner aux citoyens de toutes classes une instruction appropriée à leurs besoins. A cet effet, elle établit des cours publics, faits par des professeurs non rétribués; elle organise des conférences et fonde des bibliothèques populaires.

Elle s'interdit toute discussion politique ou religieuse.

Art. 2.

Chaque année elle pourra distribuer des récompenses aux élèves qui se seront le plus distingués par leur assiduité, leur travail et leurs progrès. Ceux d'entre les auditeurs qui désirent se faire inscrire comme élèves y seront admis.

Art. 3.

Le siége de l'Association est à l'Hôtel-de-Ville de Chaumont.

CHAPITRE II.

Composition de l'Association.

Art. 4.

L'Association polytechnique se compose de membres actifs et de membres honoraires. Elle est dirigée par un conseil d'enseignement.

Art. 5.

Les membres actifs sont les professeurs en activité de service.

ART. 6.

Les membres honoraires sont choisis parmi les hommes qui ont rendu à divers titres des services à l'Association et peuvent contribuer à l'éclat et à la prospérité de l'œuvre.

ART. 7.

Les membres actifs sont de droit membres du conseil d'enseignement.

CHAPITRE III.

Organisation de la Société.

ART. 8.

La direction de l'Association est réglée sur les bases suivantes :

M. le Maire de la ville en est le président.

Sur sa convocation, les membres de l'Association, actifs et honoraires, sont appelés à élire un membre de l'Association polytechnique de Paris, qui prend le titre de vice-président, et devient l'intermédiaire entre le ministère de l'instruction publique et la section polytechnique de Chaumont. Cette assemblée nomme également un vice-président, un secrétaire et un trésorier. Le titre et les fonctions de vice-président sont aussi, dès à présent, conférés à M. l'Inspecteur d'académie en résidence à Chaumont.

CHAPITRE IV.

Conseil d'enseignement.

ART. 9.

Le conseil d'enseignement se compose des membres actifs, du président, du membre correspondant de Paris, des vice-président, secrétaire et trésorier ; il délibère sous la direction du président.

ART. 10.

Les réunions du conseil d'enseignement sont provoquées par M. le maire, président, soit que cette demande provienne de son initiative personnelle, soit qu'elle ait été faite par deux membres de ce conseil.

ART. 11.

Le conseil d'enseignement se réunit avant l'ouverture des cours pour désigner les professeurs (autorisés par l'autorité) et fixer le commencement, l'ordre et la durée des cours.

Il détermine, avant leur clôture, l'opportunité d'une distribution de récompenses, en règle le programme et arrête la liste des lauréats.

Il veille à l'exécution des statuts et des règlements, décide au scrutin de l'admission des membres actifs et des membres honoraires, vote le budget et contrôle la *comptabilité.*

CHAPITRE V.

Caisse de l'Association.

ART. 12.

La caisse de l'Association polytechnique est entretenue par les dons des membres honoraires, ou des personnes étrangères à l'Association qui s'intéressent à son succès. Un registre sera tenu à cet effet par le secrétaire pour inscrire les noms des donateurs.

ART. 13.

La caisse est administrée par le trésorier, sous la surveillance du président, qui soumet, à la réunion du conseil d'enseignement, le compte rendu de ses opérations.

ART. 14.

Outre les récompenses dont il a été parlé en l'art. 11, les fonds de l'association serviront également à créer une bibliothèque populaire composée d'ouvrages choisis par le conseil d'enseignement, et à publier un compte rendu détaillé des cours.

CHAPITRE VI.

Assemblée générale.

ART. 15.

L'assemblée générale se compose de l'universalité des membres de l'Association.

ART. 16.

Elle se réunit chaque année, sur la convocation du président, après la clôture des cours. Elle entend le rapport du conseil d'enseignement sur la marche de l'Association pendant la période écoulée, et elle délibère sur les propositions dudit conseil ou sur celles qui pourraient émaner de trois membres de l'Association réunis par une pensée commune.

ART. 17.

Tous les trois ans, cette assemblée procède au renouvellement des vice-président, secrétaire et trésorier. Les membres sortants sont rééligibles.

Le présent règlement, fait et arrêté en séance, après discussion, à l'Hôtel-de-Ville de Chaumont, le jeudi 7 février 1867, par les soussignés réunis sur la convocation et sous la présidence de M. le Maire, qui est spécialement chargé de le soumettre à l'approbation de M. le Préfet.

Le Maire,

GODINET.

DELAUMONE, DESPREZ, A. MARTIN, SORET, CHATELAIN, GEOFFROY, NEL, CHAUMONT, E. GUIGNET, A. GEOFFROY, LACHÈZE.

Du même jour, 7 février 1867.

Sur l'invitation de M. le Maire, président, et en exécution de l'art. 8 du règlement ci-dessus transcrit, l'assemblée procède, par la voie du scrutin, à la nomination d'un membre de l'Association polytechnique de Paris devant prendre le titre de vice-président de la section de Chaumont, et à l'unanimité, elle désigne pour remplir lesdites fonctions M. Camille Flammarion.

L'assemblée, procédant également en exécution du même article 8 du règlement, désigne en outre M. Chatelain, docteur en médecine, pour remplir les fonctions de secrétaire, et M. Geoffroy, vérificateur des poids et mesures, pour remplir celles de trésorier de l'Association, et après lecture faite, MM. les membres composant la réunion ont de nouveau signé.

Le Maire,

GODINET.

DESPREZ, A. MARTIN, GEOFFROY, CHAUMONT, SORET, CHATELAIN, NEL, LACHÈZE, A. GEOFFROY, E. GUIGNET, DELAUMONE.

MESSIEURS,

L'hygiène nous apprend à reconnaître quelles sont, parmi les choses qui nous environnent, celles qui peuvent nous être utiles, nuisibles ou indifférentes, sous le rapport sanitaire, et à choisir convenablement entre les unes et les autres.

Réduite à ce qu'elle a de plus exact, de plus clair et de plus utile, elle peut être définie la science usuelle de la vie, car c'est elle seule qui nous apprend à en jouir, de manière à la conserver et à la ménager.

Pour que tous les systèmes d'organes qui nous constituent fonctionnent selon ces trois importantes conditions de liberté, d'énergie et de régularité (conditions sans lesquelles nous n'aurions pas longtemps de plaisir à vivre,) il faut qu'ils soient, à l'exemple des rouages d'une machine compliquée et délicate, constamment soignés, entretenus et dirigés conformément à leur mode d'organisation et de sensibilité, et selon leur instinct naturel, c'est-à-dire qu'ils doivent être soumis à un régime qui soit tout à la fois en rapport avec la nature et le but de leurs fonctions, avec leurs penchants sympathiques, et avec les exigences des agents extérieurs, sous l'empire desquels ils se trouvent placés. Delà pour nous la nécessité d'étudier nos organes, et tout ce qui doit être en contact avec eux, de nous instruire à écouter leurs désirs, comme leurs plaintes, à prévenir leurs souffrances, à obéir avec mesure à leurs appétits, ou, en d'autres termes, à satisfaire avec convenance et opportunité à tous leurs besoins véritables.

Est-il donc surprenant que les hommes chargés des destinées des peuples, que les bienfaiteurs de l'espèce humaine aient dirigé, dans le commencement des sociétés, toutes les forces de leur génie vers des sujets d'un aussi haut intérêt, et qu'ils aient cherché dans l'hygiène le moyen d'améliorer le sort de leurs semblables. Les chefs de secte, les législateurs, les philosophes de tous les âges, ont imposé des devoirs, dicté des lois, donné les préceptes les plus lumineux sur cette importante matière. Ils sentirent que l'homme, pour passer le moins malheureusement les jours que Dieu lui a dévolus, devait se rendre le moins à charge et le plus utile à ses concitoyens ; qu'en conséquence, la santé était le premier des biens ; que le développement des forces physiques et la perfection des sens étaient les plus précieux des avantages. Ayant à conduire des peuples ignorants et grossiers, dont l'intelligence ne pouvait aller jusqu'à comprendre l'utilité de leurs conseils, ces grands hommes firent intervenir la divinité; ils comptèrent bien moins sur l'ascendant de la raison, que sur la force des penchants superstitieux, par lesquels sont entraînés les peuples encore plongés dans l'ignorance. Ces hommes supérieurs feignirent d'avoir reçu leurs institutions des mains mêmes de l'Etre suprême, et trouvèrent ainsi le moyen de faire révérer et de faire suivre aveuglément des pratiques à l'observation desquelles était attaché le bonheur des nations.

Les premières religions ne furent guère que des préceptes d'hygiène appropriés aux besoins que les sectaires pouvaient sentir dans les climats qu'ils habitaient. Les lotions, les ablutions, la circoncision, l'abstinence des viandes, le jeûne, la privation de certains aliments, de certaines boissons, la défense d'épouser ses proches, pour croiser les races et détruire les maladies héréditaires, etc., etc.; la séquestration des lépreux, sont-ils autre chose que des règles hygiéniques, qui furent jugées nécessaires à certaines peuplades d'Orient.

Les anciens Grecs attachaient tant d'importance à l'hygiène qu'ils l'ont divinisée, lui ont accordé les honneurs suprêmes, bâti des temples, élevé des autels et des statues.

Les Romains regardaient comme un devoir

sacré d'écouter ses oracles, d'obéir à tous ses préceptes. Ils voulaient avant tout des hommes forts jusqu'à l'héroïsme. On les voyait dédaigner les faibles, mépriser les lâches, avoir honte des corrompus et repousser les traîtres avec horreur. Pour eux, la frugalité, la persévérance, le courage et le dévouement, étaient les premières vertus ; aussi ils ne négligeaient aucun des moyens propres à donner à leurs enfants une éducation mâle ; ils faisaient particulièrement usage de ceux qui pouvaient endurcir leurs corps, tremper leur caractère, et mettre leur vertu en état de résister aux plus rudes épreuves.

Les travaux énormes auxquels ils se livraient, pour se procurer des eaux salubres, pour donner à l'air de leurs villes toute la pureté possible ; la propreté qu'ils savaient faire régner autour d'eux et sur eux, dans leurs habitations et sur leurs places, comme dans leurs rues ; leurs thermes, espèces de palais, consacrés aux bains publics, et tous ces monuments élevés à la gymnastique, etc., sont autant de preuves qui démontrent d'une manière irréfragable que, chez ce peuple-roi, l'hygiène était connue et pratiquée dans ce quelle a de plus essentiel pour l'homme privé et social.

Les principes de l'hygiène sont, pour beaucoup de professions, d'une nécessité qu'on peut dire rigoureuse :

Pour tous les magistrats, qui sont dans l'obligation d'établir ou de faire exécuter des règles de police médicale, de prescrire des mesures contre les maladies contagieuses, d'ordonner enfin tout ce qui est exigé pour la salubrité publique ;

Pour les instituteurs, maîtres de pensions, qui ont à fixer un régime à leurs élèves et à les soumettre au joug d'une discipline raisonnée ; à les familiariser avec des exercices et des études, dont le but doit être de donner un degré suffisant de développement aux facultés utiles, de réfréner les mauvaises, de réveiller ou de modérer, suivant les cas, l'énergie de certains organes, et d'empêcher l'exaltation ou la perversion de la sensibilité des centres nerveux, afin de prévenir les pernicieux penchants, les vices de caractère, et les travers d'esprit, qui, presque toujours, n'ont pas d'autres causes ;

Pour tous les architectes, chargés de faire construire, soit ces édifices destinés à des réunions nombreuses, comme temples, écoles, théâtres, fabriques, et où l'air se corrompt si facilement ; soit nos maisons particulières, où un séjour prolongé tend à produire d'une façon plus dangereuse le même résultat. Eh bien ! cette science doit leur apprendre combien il importe de bien préparer et méditer leurs plans, afin que tous ces divers bâtiments soient placés, distribués, construits, de manière à pouvoir être suffisamment éclairés, chauffés, lavés, aérés, ventilés par des courants insensibles, mis à l'abri de toute humidité et de toute émanation méphitique, de façon qu'on y trouve réuni tout ce qui les doit rendre commodes, solides, agréables et surtout salubres ;

Pour certaines classes d'hommes de labeur, qui ont besoin d'être instruites des dangers plus ou moins graves, qui peuvent les atteindre dans l'exercice de leurs métiers, comme les bouchers, les mégissiers, les peintres, les vidangeurs, etc., etc., et qui doivent connaître également les moyens propres à les soustraire à ces dangers, ou tout au moins ceux qui peuvent pallier les accidents qui doivent en résulter.

Enfin, elle est indispensable à tous, car, quel est l'individu, quel que soit d'ailleurs l'état qu'il exerce, qui, connaissant tout le prix qu'il doit attacher à la conservation de sa santé, ne soit pas disposé à s'enquérir des moyens propres à la maintenir en bon état. Quelle est la science qui puisse aussi bien que l'hygiène lui apprendre à user et à jouir de tout ce qui l'environne, sans abréger ni sa vie, ni porter atteinte aux nobles facultés de son intelligence, ni affaiblir en lui le sentiment moral ?

Il faudrait donc être ou insensé ou bien ennemi de soi-même, pour dédaigner une étude qui, non-seulement nous initie à la connaissance des phénomènes de notre existence et à celle des moyens propres à les diriger, mais qui, en outre, nous fournit toutes les notions nécessaires pour perfectionner, tant au physique qu'au moral (car l'hygiène peut aller jusque-là), nous, nos enfants et notre espèce dans toutes ses races et variétés.

Ajoutons qu'il n'est donné à aucune doctrine de philosophie et de morale, de mieux démontrer que ne le fait l'hygiène, que pour avoir une vie longue et douce, une vieillesse exempte de graves infirmités et de regrets, une mort sans angoisses, il faut suivre modérément, sagement, les lois qui président à nos facultés physiques, mentales et sympathiques, et surtout rester en paix avec notre conscience, ce témoin sévère, ce miroir fidèle de toutes nos actions.

De toutes les causes qui s'opposent à la propagation de l'hygiène, l'ignorance et la misère ont toujours été considérées comme les plus énergiques et les plus actives.

Qui pourrait nier en effet que l'ignorance et la misère, source de maux sans nombre et de douleurs infinies, n'épuisent lentement la vie des populations, ne compromettent leur santé et ne soient un instrument redoutable de dégradation physique et de mort. M. Villermé a constaté par des chiffres irrécusables que la mort n'enlève annuellement qu'un individu sur quarante-six dans les départements riches, tandis qu'elle en prélève un sur trente-trois dans les départements pauvres, et cette différence est encore plus frappante quand on compare entre eux les divers arrondissements de Paris.

L'ignorance et la misère concluent donc fatalement à la maladie et à la mort, mais ces deux fléaux destructeurs, que l'humanité traîne après elle, comme un esclave traîne sa chaîne, ne sont pas inhérents aux sociétés humaines et peuvent être efficacement combattus.

Engendrées à l'origine de l'oppression, de l'injustice et de tous les abus de la force, et bien souvent aussi de l'abandon de soi-même et de l'oubli du but social, tout progrès dans l'ordre intellectuel et moral, l'histoire le prouve, réalise une conquête sur elles et limite leur empire. Et sans remonter à cette triste et lugubre époque, où l'espèce humaine frappée de la plus dégradante servitude, à l'exclusion de quelques races ou familles privilégiées, payait un si large tribut à la maladie et à la mort, ou bien encore à ces sinistres temps de la féodalité et du moyen âge, où l'injustice, la violence, l'égoïsme et la corruption des pouvoirs, plus terribles cent fois que la peste, la guerre et la famine, dépeuplaient les villes et couvraient les campagnes de ruines et de deuil, qui ne sait que de grands progrès matériels ont été accomplis dans le siècle qui vient de s'écouler, et que les institutions nouvelles ont considérablement accru l'instruction, l'aisance, le bien-être, et augmenté la durée de la vie moyenne?

Des documents authentiques prouvent que la durée de la vie probable était de cinq ans seulement au seizième siècle, et la durée de la vie moyenne de 18 ans.

La vie probable est aujourd'hui de 46, et la vie moyenne de 39 ans. Ainsi donc la mortalité est beaucoup moins considérable à notre époque qu'auparavant, et la vie moyenne plus assurée. Toutefois, et si, grâce aux efforts persévérants et désintéressés de nos pères, l'empire de l'ignorance et de la misère est allé s'amoindrissant, ces deux fléaux n'en subsistent pas moins, et les progrès accomplis ne doivent point nous faire perdre de vue le vaste champ dans lequel s'exerce encore leur pernicieuse et délétère influence.

On peut tenir pour certain que si l'ignorance et la misère doivent être jamais vaincues, ce ne sera que par l'éclosion au sein des âmes, d'une lumière intellectuelle et morale qui les relève, les féconde et les purifie, et par la mise en pratique d'un large système d'éducation, de prévoyance et d'assistance sociale.

L'homme est d'autant plus fort contre le mal qu'il a plus nettement conscience de sa dignité, de ses devoirs et de ses droits, et c'est avec raison qu'on a pu dire: que la liberté qui paraît n'avoir d'autre but que de donner des satisfactions morales, est encore le meilleur et le plus sûr instrument des progrès matériels.

En résumé, l'hygiène est une science expérimentale et pratique, dont l'objet est de nous éclairer sur nos conditions d'existence, et son étude n'est pas seulement une nécessité, mais encore un devoir.

L'hygiène a toujours eu un double but, celui de la conservation individuelle, et un but social, celui de l'appropriation de l'organisme à la fonction. Ce but a varié de peuple à peuple, de race à race, de civilisation à civilisation ; mais partout et toujours, à Sparte comme à Rome ou dans la Perse, l'hygiène a fait partie des institutions civiles et religieuses des peuples ; et ce qui est vrai pour les sociétés anciennes est vrai aussi pour les modernes. Mais ce but bien différent de ce qu'il était dans le monde ancien, organisé sur le dogme de l'inégalité native, c'est-à-dire sur le système des castes et des races et sur l'esclavage, n'est autre, dans les sociétés modernes, que le dogme que le Christ a proclamé et que la révolution française a inscrit au fronton de ses monuments et de ses temples ; il se résume dans les trois mots de justice, d'amour et de liberté, se fonde sur l'idée de progrès, et conclut immédiatement à l'amélioration nécessaire de la condition physique, morale et intellectuelle de tous les déshérités et au progrès de tous, en vue de l'accomplissement de l'œuvre universelle.

L'histoire prouve d'une manière irréfutable que l'humanité gravite sans cesse vers un idéal de justice et de vérité, dont elle s'approche de plus en plus et qu'elle a pour mission de réaliser. Elle prouve en outre que chaque nation, chaque peuple, sont, à divers degrés de l'échelle et suivant leurs tendances spéciales, membres actifs de cette fonction supérieure, et que dans chaque nation, tout individu doit agir dans la mesure de son activité et de ses forces, en vue de l'accomplissement de l'œuvre sociale. Or, cet accomplissement n'est possible qu'à la condition que l'homme pourra comprendre cet idéal supérieur, s'attacher à lui par la volonté, et accomplir, dans la mesure de ses facultés et de ses aptitudes, les actes que commande sa réalisation.

Il lui importe donc de se conserver en santé pour agir; de lutter avec énergie contre les maux physiques et la dégradation qu'entraîne la misère ou les excès; de développer enfin son organisme et de lui imprimer la direction la plus favorable à l'accomplissement de sa fonction.

Telle est en effet la triple condition de son action libre, et c'est en vue de cette coopération volontaire, et pour la rendre possible et efficace, que l'hygiène, qui fut jadis un instrument d'inégalité, doit être animée dans les sociétés modernes d'un esprit d'égalité et de solidarité universelle, et devenir un triple instrument de conservation, de régénération et de progrès.

On peut envisager l'homme sous deux états différents, comme être individuel ou isolé et comme être collectif ou social.

Et de même que l'homme individuel est né pour la vie matérielle, pour le droit, de même l'homme collectif, c'est-à-dire l'homme uni à l'homme pour vivre dans une communauté plus ou moins étroite d'intérêts, est né pour la vie morale, pour le devoir.

La vie en société, mi partie matérielle, mi-partie morale, est une vie qui gravite sur le droit et sur le devoir, où le droit et le devoir doivent toujours être en équilibre pour le bonheur de tous et de chacun.

Le premier et le plus fécond des résultats obtenus dans la vie en société, c'est l'appropriation de l'expérience du passé, par laquelle l'homme social s'identifie avec les hommes qui l'ont précédé, profitant de ce qu'ils ont eu de bon dans leur manière de vivre, évitant ce qu'ils ont eu de mauvais. Il y a deux sortes d'expériences comme il y a deux sortes de vie : l'expérience *matérielle*, qui répond à la vie du corps : c'est *l'éducation ;* l'expérience *morale* qui répond à la vie de l'âme, c'est *l'instruction.*

L'éducation et l'instruction ont pour moyen la comparaison du passé avec le présent, et pour but de faire distinguer ce qui est bien d'avec ce qui est mal, tant au matériel qu'au moral.

Ceux pour qui il n'a pas existé de passé, c'est-à-dire les hommes qui n'ont pas eu de devanciers, comme les premiers hommes, ont été obligés de se faire par eux-mêmes une expérience; cette expérience a servi à leurs successeurs qui se la sont appropriée.

L'homme, avant de vivre en société, ne fut qu'un ennemi pour l'homme ; chacun vit dans son voisin un concurrent, un rival, un adversaire, un homme dangereux ; de là, querelles, luttes, guerres, massacres.

Après avoir bien querellé, lutté, guerroyé, massacré, les hommes pensèrent qu'il serait peut-être plus avantageux pour eux de se rapprocher. Deux hommes qui s'étaient battus et maltraités, firent ensemble un pacte d'alliance, une ligue offensive et défensive contre l'ennemi commun. Ces deux hommes fondèrent l'un à l'égard de l'autre la vie morale, le devoir.

Le devoir, c'est le respect du droit d'autrui, c'est l'engagement pris par tous de respecter et de favoriser chacun dans l'exercice de son droit.

Pour l'homme à l'état de nature, *le droit* existe, la vie matérielle existe, mais il n'existe ni devoir, ni vie morale.

La vie morale, c'est l'ensemble des facultés

de tous les hommes concourant à assurer à chacun l'exercice plein et entier de son droit en vue du progrès ; c'est le *devoir*.

De même que la vie matérielle est la vie des individus, la vie morale est la vie des sociétés ; c'est la solidarité entre tous les hommes ; vivre moralement, c'est faire que chacun travaille pour tous, et tous pour chacun. La vie morale a pour but de faire un frère de celui qui, pour l'homme vivant de la vie matérielle, était un ennemi ou tout au moins un rival.

La vie morale ne détruit pas la vie matérielle, elle en règlemente l'exercice, elle la généralise, elle fait que ce qui pourrait, par l'action de la force brutale, être le droit du plus fort, devienne, par l'action de la raison, le droit de tous, du plus faible comme des autres.

La vie morale impose à l'homme en société le devoir de produire, non-seulement pour ses besoins propres, mais encore pour les besoins de celui qui, par son âge ou sa faiblesse, ne peut plus ou ne peut pas encore produire. Elle donne le droit, à *l'homme non valide* d'exiger de *l'homme valide* ce qui est nécessaire à l'exercice de sa vie matérielle.

L'homme était très-opposé à la vie morale son instinct le portait à agir seul et pour lui seul ; ses besoins combattaient sa conscience. Ce ne fut que par une longue expérimentation à la suite de malheurs de toute espèce, qu' put songer à travailler de concert avec ses semblables, dans un but commun.

La tradition des malheurs arrivés à la race humaine donna à réfléchir à l'homme, et fit si bien, qu'il se demanda si, en partant d'un principe contraire à l'individualisme, il n'arriverait pas à une conséquence contraire, c'est-à-dire au bonheur.

Après maints essais d'association qui avaient donné des résultats satisfaisants, l'homme finit par adopter l'association comme un principe fécond en bons résultats.

Considéré dans son organisme physique, l'homme se manifeste comme une réunion d'organes et d'appareils fonctionnant sous la direction d'un pouvoir central qui coordonne leurs mouvements et leurs actes. L'organisme humain est une machine admirable, composée d'un nombre incalculable de pièces ou de rouages parfaitement agencés; mais il y a cette différence entre le corps humain et les mécanismes les plus compliqués et les plus admirables, que ces derniers ont besoin d'une force ou d'un moteur extérieur, pesanteur, calorique, électricité, tandis que la machine humaine trouve en elle-même le principe de ses mouvements et de son action. Et non-seulement elle puise en elle ce principe; mais elle crée successivement, en vertu de la force qui lui est inhérente et qui n'appartient qu'à elle, chacun de ses organes et les coordonne suivant un plan déterminé.

C'est ainsi que l'homme, dont l'organisation est si compliquée, apparaît au début de son existence sous la forme d'une simple vésicule transparente, qui n'a pas un millimètre de diamètre. Peu à peu cependant, et sous l'influence d'une force qui lui est inhérente, cette vésicule se gonfle, se dédouble, se transforme, et l'on voit poindre dans la matière qu'elle accumule, un premier sillon, indice de la colonne vertébrale, autour de laquelle s'enroulent deux toiles membraneuses, dont l'une sera plus tard la peau, et l'autre l'intestin. Puis au-dessus de cette délicate ébauche de moelle épinière et de colonne vertébrale, surgissent graduellement les différentes parties du cerveau, les organes des sens, l'œil, l'oreille, la bouche, et tandis que ce travail s'accomplit, apparaissent successivement, entre les deux membranes que nous avons signalées, les nombreux organes de la vie de nutrition, le cœur d'abord et les vaisseaux sanguins, l'estomac, le foie, les reins, les poumons et les membres, qui déjà donnent au fœtus humain, âgé de quatre mois, la ressemblance humaine.

Cette admirable et merveilleuse genèse qui s'opère par une sorte de développement interne, à l'aide de matériaux que l'enfant emprunte à sa mère, a pour but de façonner l'être humain, et de le pourvoir des organes nécessaires à son existence ultérieure. Lorsque l'enfant est pourvu des organes qui lui permettront d'assimiler son nouveau milieu comme il a assimilé la propre substance de sa mère, c'est-à-dire de puiser dans l'air et dans le lait de sa nourrice les éléments et les matériaux de son existence, la nature brise les liens qui l'unissaient à sa mère, et le fœtus, devenu enfant, naît à la vie et au monde extérieur.

Son évolution n'est pas encore terminée toutefois, mais elle continuera dans ce nouveau milieu, et l'enfant arrivera à la plénitude de ses facultés si la force qui lui est inhérente continue d'agir; si les organes, au moyen desquels et par lesquels il vit et se développe, fonctionnent régulièrement, si le milieu dans lequel il puise les éléments et les matériaux de son existence n'est pas vicié.

Or, la fonction essentielle et primordiale de la vie de tout être est celle de la nutrition, et la nutrition consiste dans une assimilation de substance.

C'est ainsi que la plante assimile, au moyen des racines et des feuilles, les sels, et les sucs qu'elle puise dans la terre, et les gaz qu'elle puise dans l'air.

C'est ainsi que l'animal et l'homme assimilent, au moyen d'organes spéciaux, les substances diverses, solides, liquides et gazeuses, qui doivent leur servir d'aliments.

Par quel merveilleux procédé, par quel admirable mécanisme les organes opèrent-ils l'assimilation de tant de matériaux hétérogènes? Comment la feuille des arbres parvient-elle à décomposer l'acide carbonique de l'atmosphère, que ne saurait décomposer la pile la plus puissante? Comment l'os attire-t-il à lui le sel calcaire; le cerveau le phosphore? Comment le globule sanguin devient-il tour à tour, fibre, nerf, glande ou canal? Mystère insondable, dont l'auteur de toutes choses s'est à lui seul réservé le secret!! Mais ce que la science a pu constater, c'est que l'organisme humain se renouvelle sans cesse, qu'il assimile et rejette tour à tour les matériaux utiles ou nuisibles, et que le sang est le grand véhicule de cet échange si nécessaire à la vie.

Notre corps, dit Jean Macé, l'admirable auteur de la *Bouchée de Pain*, est vraiment un temple où Dieu réside, non pas inactif et dérobant sa présence, mais vivant, et sans cesse agissant, veillant pour nous à l'accomplissement mystérieux des lois éternelles qui conduisent le soleil dans le ciel, et font ramper la pâte alimentaire dans le tube digestif.

Dieu n'a qu'une façon de travailler dans ses œuvres, du moins nous n'en connaissons qu'une. Il détruit pour refaire, construit ce qui sera avec les débris de ce qui a été, fabrique la vie avec la mort, si je puis m'exprimer ainsi, et ce qui se passe en petit dans notre estomac se passe en grand dans le monde entier. Les sociétés humaines n'échappent pas plus que le reste à cette loi universelle, et ce n'est pas toujours un avantage pour elles de ne pas vouloir se laisser digérer dans le grand estomac du temps.

La France, qui est aujourd'hui un pays si fort et si vivant, tenant tant de place dans le monde, et forçant ses jaloux eux-mêmes à regarder sans cesse de son côté ; la France n'est devenue aussi puissante que le jour où les mille petites sociétés dont elle se composait au moyen âge, ont consenti de bonne grâce à se laisser digérer, à se dissoudre et à périr pour revivre toutes ensemble d'une vie mille fois plus belle et plus grande.

La vie n'est qu'une suite de transformations ou plutôt une longue transformation. Dans la vieillesse, les êtres ne sont pas identiquement ce qu'ils étaient dans l'âge mûr, ils ne sont pas identiquement ce qu'ils étaient dans leur jeunesse. Au commencement de son existence, à l'état de fœtus, un être acquiert beaucoup et ne perd presque rien ; dans sa jeunesse, il acquiert plus qu'il ne perd ; dans son âge mûr, il acquiert autant qu'il perd ; dans sa décroissance, il acquiert moins qu'il ne perd ; enfin, dans sa vieillesse, il acquiert beaucoup moins qu'il ne perd. On peut même dire que d'un jour à l'autre, d'une minute à l'autre, les corps perdent leur identité absolue pour ne conserver qu'une identité relative. La vie pourrait donc être définie : la faculté de se transformer.

La science a constaté que l'homme se renouvelle entièrement tous les sept ans, de sorte que l'homme, après sept ans, n'a plus une seule des molécules qui constituaient son corps sept ans auparavant. L'homme, pendant chaque dixième environ de son existence, transforme donc en sa propre substance assez de matière pour renouveler entièrement son corps.

La transformation de la matière qui constitue les êtres au moment de leur mort, n'est pas moins certaine que la transformation de la matière qui compose leur corps pendant leur existence.

La matière animale en décomposition devient engrais ; cet engrais, transformé en sève, entre dans l'économie d'une plante. Cette plante nourrit un animal. L'animal ou la plante elle-même est mangée par l'homme. Une partie des débris du corps humain rentre donc dans l'économie d'un autre corps humain.

Les détritus d'un végétal nourrissent d'autres végétaux. Ces végétaux nourrissent à leur tour des animaux. Les débris du minéral lui-même entrent dans la constitution du végétal et pa suite dans celle de l'animal, comme le prouv la combustion des végétaux, des os, des chairs du sang, des muscles, etc.

Cette transformation ne s'opère pas intégra lement, mais partiellement, non d'individu individu, mais de molécules à molécules.

Le grand et universel phénomène de la vie, c'est la nutrition consistant dans l'assimilation et l'élimination de matières hétérogènes; mais pour que ce grand travail s'accomplisse, pour que l'individu vive, se développe et se maintienne en santé, plusieurs conditions sont indispensables. La première, c'est que la force qui crée ses organes et le fait vivre et se développer réalise un organisme doué d'une énergie suffisante et d'une suffisante vitalité. Il est démontré, par des faits constatés tous les jours, que plusieurs germes manquant de vitalité meurent avant d'avoir vécu. Il est démontré aussi qu'atteint bien souvent dès le sein de sa mère d'un principe de maladie et de mort, qu'on ne peut que rapporter à ses auteurs, l'enfant naît à la vie pour rester débile et chétif, ou mourir avant l'âge, alors que d'autres naissent forts, vigoureux, bien portants et résistent merveilleusement à l'influence des agents extérieurs. Ces dispositions natives qui déterminent à l'origine les constitutions fortes et faibles, saines ou maladives, vigoureuses ou dégradées, sont d'une importance capitale en hygiène et ne sauraient trop arrêter l'attention sur les phénomènes essentiels de l'hérédité.

On se fait en général une très-fausse idée de la maladie et de l'hérédité.

La plupart des familles ne se préoccupent de celle-ci que pour la limiter dans le cercle étroit de quelques ressemblances extérieures et superficielles; et si, parmi elles, les plus prévoyantes et les plus éclairées lui font une plus large part et consultent avec soin, surtout quand il s'agit d'un mariage projeté, la santé des futurs conjoints et de leurs ascendants, il est rare que les plus exigeants portent leur enquête au-delà de la phthisie, de la scrofule et de l'aliénation mentale. Quant à la maladie, on la considère très-généralement, quelle que soit d'ailleurs sa nature et qu'il s'agisse d'une fracture, d'une inflammation ou d'un cancer, comme un simple accident assez analogue au dérangement d'une horloge quelconque, qui a toujours sa raison d'être dans une cause extérieure, telle que le froid, la fatigue ou l'humidité, qui a parfois son siége dans le sang ou dans les nerfs, et dont on devrait se débarrasser comme on le fait d'un cor au pied ou d'une dent creuse, par l'extirpation; ou bien encore, lorsqu'elle tient aux impuretés prétendues du sang, par les procédés du précipité chimique et des dépuratifs. S'il est une vérité démontrée pourtant par tout ce que la science et l'observation ont de plus certain et de plus assuré, c'est que la plupart des maladies, lorsqu'elles ne sont pas accidentelles, se développent lentement en nous sous l'influence des causes physiques et morales qu'il appartient à l'hygiène de signaler et de combattre; c'est qu'elles modifient peu à peu l'organisme et s'évolutionnent pour disparaître enfin dans une crise salutaire ou constituer un état morbide spécial qui pénètre toute la substance de notre être et fait corps avec lui. S'il est une vérité acquise et démontrée, c'est que la médecine ne peut agir efficacement qu'en prenant son point d'appui sur l'organisme et par la mise en jeu des puissances et des forces de l'économie vivante. Ce qu'il y a de vrai encore et qu'il faut proclamer bien haut, c'est que la loi d'hérédité est nécessaire, constante et universelle ; c'est que les parents communiquent à leurs enfants le mode de leur organisation la plus intime, et que l'enfant hérite à coup sûr de leurs dispositions morbides. Cette transmission peut être régulière ou alternante, directe ou indirecte, aller du père et de la mère au fils ou à la fille, de la tante au neveu et épargner tel ou tel membre, mais elle est toujours certaine. Il est vrai aussi que, parmi ces affections transmissibles, les unes qui consistent dans une perturbation des fonctions nerveuses, telles que l'hystérie, l'épilepsie et l'aliénation mentale..., ou dans une altération spécifique de la substance du sang et des tissus, telle que les tubercules, la scrofule, le rachitisme, la syphilis, la goutte, le cancer.... et une foule de maladies chroniques, sont parfaitement déterminées chez les ascendants et se transmettent avec leurs caractères spécifiques, tandis que d'autres moins graves constituent de simples prédispositions morbides, vagues et indéterminées. Mais partout et toujours ce lien de l'hérédité existe, et partout et toujours la santé de l'enfant se rattache à celle de ses ascendants naturels. Or l'individu chez lequel se manifeste une prédisposition morbide héréditaire ou acquise, scrofules, dartres ou syphilis, ne se trouve pas dans les conditions normales; il est assujéti à des maux sans nombre et réclame des soins spéciaux et une hygiène spéciale, très-différente de celle qui s'applique rationnellement aux constitutions saines et vigoureuses. La maladie, comme l'hérédité, introduit donc un élément nouveau dans les règles pratiques de la santé, et si l'intervention de l'hygiène qui a pour objet d'en déterminer les conditions est utile dans tous les cas, et nécessaire pour conjurer la première et atténuer la seconde, elle n'y parvient, quand le mal a reçu une forme précise et arrêtée, qu'en variant ses procédés et en appelant la médecine à son aide. La médecine devient alors l'auxiliaire intelligente et indispensable de l'hygiène. Son rôle est de prévoir la maladie future et de la prévenir en arrêtant autant que possible son évolution; et si l'on a pu contester avec quelque raison son efficacité dans le cas où le mal, après avoir parcouru ses phases préparatoires, a fait explosion sous la forme de maladie vive ou aiguë, on ne saurait mettre en doute son utilité, lorsqu'elle intervient pour le premier et le conjurer. Je ne crois pas que la médecine, qui fut en honneur dès les premiers âges de l'antiquité, ait reçu sa constitution définitive, et qu'elle offre le même degré de certitude que les sciences exactes auxquelles on a le tort de la comparer; et je ne sais que trop tout ce qu'on serait en droit de reprocher à plusieurs de ses théories et de ses pratiques qu'enfanta l'esprit de système. Il me paraît certain aussi, qu'en méconnaissant le grand fait de la genèse humaine et de l'évolution progressive des *dix-neuf vingtièmes* des maladies, elle s'est légitimement attiré de graves mécomptes; mais il est non moins certain qu'en dépit de ses erreurs et de ses incertitudes, et par le fait de ses erreurs mêmes qui sont une des conditions du progrès, la science a marché; et le jour n'est peut-être pas éloigné (si j'en crois du moins certaines tendances et certains travaux) où la médecine constituée sur les véritables lois de la vie et devenue préventive, saura découvrir le mal qui point mystérieusement à l'origine, dans les confins de l'économie, enrayer peu à peu son évolution et en conjurer l'explosion. La médecine préventive, fondée sur la doctrine de l'évolution morbide (Doctrine Hahnemanienne) est la seule vraiment efficace, la seule qui puisse améliorer sensiblement la santé publique.

Si le jeu régulier des fonctions suppose une parfaite appropriation des organes, il est non moins évident que l'homme ne saurait vivre aux diverses périodes de son existence en dehors de certaines conditions qui lui sont extérieures.

Il faut par exemple que l'enfant puisse trouver dans le sein de sa mère la possibilité de sa croissance et que rien d'accidentel et d'extérieur ne porte atteinte à sa vie.

Il faut en outre que dans une période plus avancée, celle de l'enfance et de la jeunesse, l'enfant trouve dans son milieu les conditions de son existence et de son évolution organique.

Il faut enfin que, parvenu à l'état adulte, l'homme trouve dans l'air qui l'environne, dans l'alimentation, etc., l'oxygène et la substance nutritive qui lui sont indispensables ; qu'il trouve, en un mot, dans son milieu et hors de lui, les conditions de son existence.

Telles sont les conditions que nous examinerons successivement dans nos autres lectures.

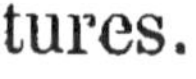

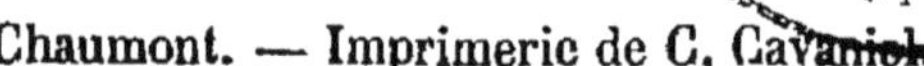

Chaumont. — Imprimerie de C. Cavaniol

www.ingramcontent.com/pod-product-compliance
Ingram Content Group UK Ltd.
Pitfield, Milton Keynes, MK11 3LW, UK
UKHW021020200726
13857UKWH00004B/1501